Observations
médicales

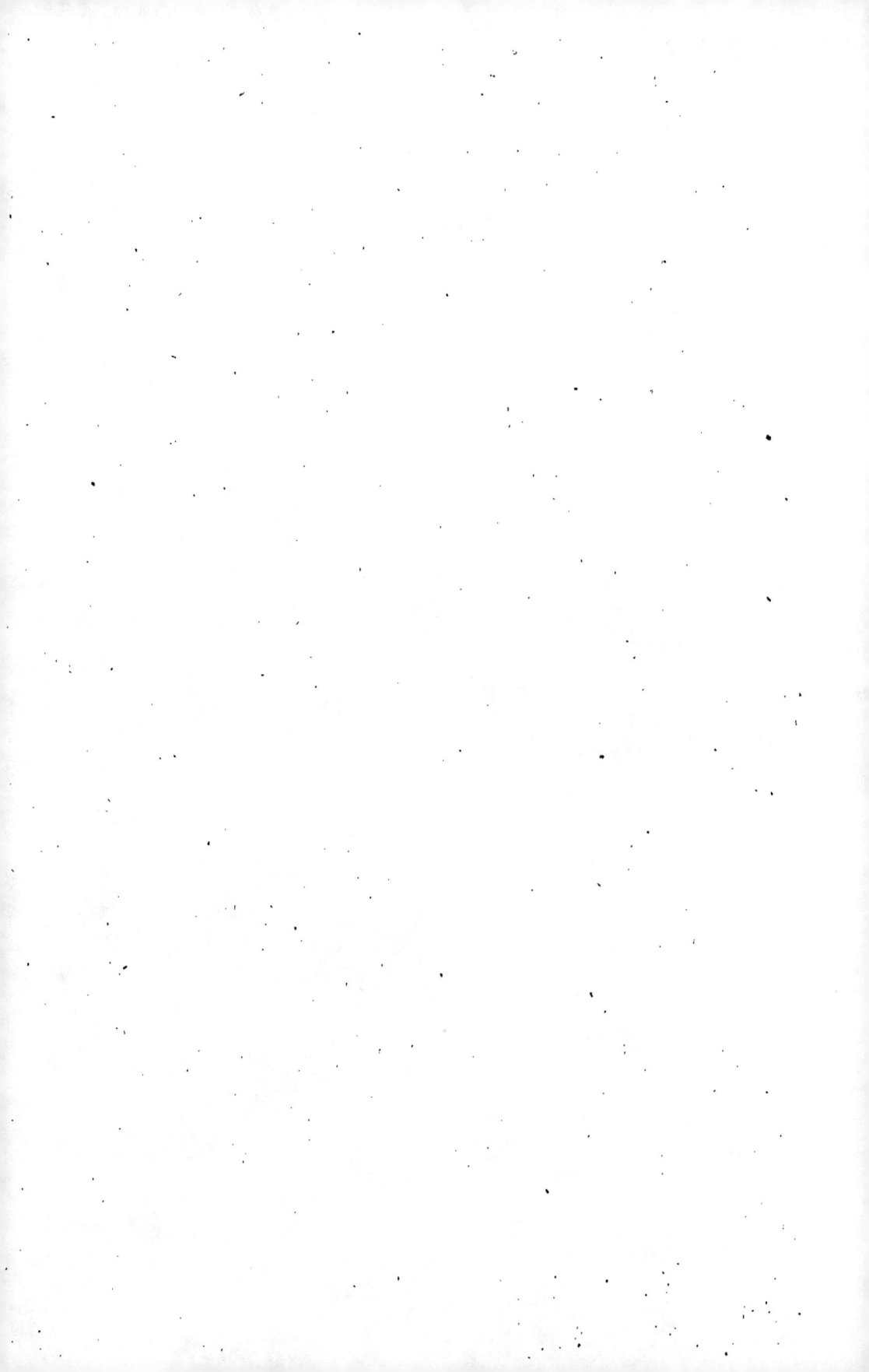

Te 160
182

Observations

Médicales

Sur les Effets

des Eaux minérales factices.

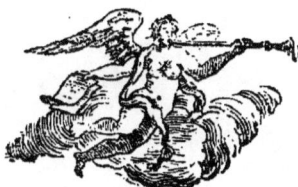

A BORDEAUX,

CHEZ ANDRÉ BROSSIER, MARCHAND ET FABRICANT
DE PAPIERS, RUE ROYALE, N.º 13.

———

FÉVRIER 1817.

OBSERVATIONS

MÉDICALES

SUR

LES EFFETS DES EAUX MINÉRALES
FACTICES

De l'Etablissement de la rue Séguv, N.º 4,

à Bordeaux.

Cet Établissement existe depuis neuf ans. On y a constamment tenu un registre de tous les malades qui ont pris des bains et douches. Ce registre, que chacun peut consulter, contient :

1.º L'âge et la lettre initiale du nom des personnes ;

2.º La nature de leur maladie ;

3.º Le nom du médecin qui les a traités ;

4.º Le nombre et la nature des bains que ces malades ont pris ;

5.º Le résultat du traitement ;

Par le relevé des observations pratiques contenues

dans ce registre, il est constant que, sur cent malades, il y en a eu au moins cinquante de guéris, trente de soulagés, et vingt qui n'ont éprouvé aucun effet des eaux.

Remarquez que parmi ces derniers, il y a des paralytiques, des scrofuleux, des rhumatiques, des goutteux, et plusieurs individus atteints de maladies ordinairement rebelles à tous les traitemens.

D'après ce tableau, il est facile de décider cette question bien importante.

Doit-on avoir la même confiance dans les eaux factices que dans les eaux naturelles? L'expérience nous a démontré que tout milite en faveur des eaux factices. Les premiers chimistes de notre siècle ont dit avec raison que, dans ce cas, l'art peut faire mieux que la nature; mais ne fût-ce que la manière de les administrer? n'eût-on que l'avantage inappréciable de donner les bains et douches suivant l'état et la constitution du malade? cela seul doit faire donner la préférence aux eaux factices. A la vérité, on ne respire pas dans Bordeaux l'air pur des montagnes; mais il est facile de démontrer que les eaux factices l'emportent sur les autres, et c'est ce qui va être établi en peu de mots.

1.º Les principes constituans des eaux naturelles varient suivant les saisons et les influences atmosphériques. Ceux des eaux factices ne varient jamais.

2.º La température des eaux naturelles est la même pour tout le monde, et on ne peut la changer qu'au détriment des eaux. Celle des eaux factices est toujours graduée suivant le besoin du malade, les principes constituans des eaux restant les mêmes.

3.º Si les eaux naturelles qu'on prend ne conviennent

pas, il faut entreprendre un second voyage pour aller
à d'autres sources. Dans les établissemens des eaux factices, on peut en changer quand il le faut, et même
faire des mélanges qui deviennent infiniment salutaires.

Enfin, il faut prendre les eaux naturelles comme elles
sont, ce qui ne convient pas à la moitié des malades,
tandis qu'on peut modifier l'administration des eaux factices de manière qu'elles conviennent à tout le monde.

Certaines personnes ajouteront : le naturel vaut mieux
que l'artificiel. S'il s'agit de principes qui tiennent à la
vie, cela est vrai; mais l'art produit des combinaisons,
que la nature n'a jamais faites, et on n'obtient le plus
souvent de résultats avantageux, que lorsque les savans
en ont préparé les moyens. Que seraient nos pharma-
cies sans l'art qui les dirige? Que seraient la plupart des
remèdes, si la main des hommes instruits ne les avaient
préparés? La nature a formé les leviers, c'est l'homme
qui les combine et les alonge pour leur donner plus de
puissance : d'où il faut conclure que les eaux minérales factices sont préférables aux naturelles, et qu'elles
produisent un plus grand nombre de cures.

De l'administration des Eaux factices.

Les douches minérales factices sont administrées de
la manière la plus avantageuse. Des moyens ingénieux
ont été inventés pour le soulagement de tous les maux
et de tous les âges : l'enfant comme le vieillard, l'homme
faible comme celui qui est vigoureux, tous reçoivent
les douches suivant leur âge, leur tempérament, et les
maux qu'ils éprouvent. Ce n'est pas comme aux eaux

naturelles où l'on fait tomber l'eau par un robinet de quelques pieds de hauteur, tandis que le malade se traine sur une natte, où il est souvent fort mal à son aise; ici, le malade est assis et appuyé commodément, et n'éprouve ni fatigue, ni embarras. Un employé expérimenté dirige l'eau; il suit graduellement toutes les parties; il les douche avec divers appareils, dont les jets varient pour la forme, le volume et la force.

Les bains sont de même préparés avec la plus grande attention : zèle des employés, vigilance du Directeur, ordre et propreté dans le service, tout est à la satisfaction des malades. On n'en a jamais vu qui ait eu un sujet réel de plainte.

Température des Bains et Douches.

Les bains minéraux, pour être efficaces, doivent être donnés de 28 à 30 degrés, température du sang. S'il s'agit de raréfier, d'activer les humeurs, de rétablir la transpiration, on les donne de 30 à 32 degrés : au reste, tout cela dépend du tempérament ou de la sensibilité des personnes; il y en a qui ne peuvent les supporter qu'à 25 degrés, tandis que d'autres ont nécessairement besoin qu'ils soient à 35, ce qui fait une différence énorme. Mettez ces deux espèces de malades dans l'eau à la même température, l'un souffrira, tandis que l'autre sera dans son élément. Mettez-les dans une température moyenne, ils souffriront tous les deux. C'est ce qui arrive tous les jours aux eaux naturelles, tandis que cela n'arrive jamais avec les eaux factices. Le premier bain que prend un malade est toujours un essai.

Si la température ordonnée par le médecin lui convient, on continue; dans le cas contraire, le Directeur, après avoir pris l'avis du malade, la fait augmenter ou diminuer suivant le besoin. La faculté qu'on a de mettre les bains factices au point nécessaire au malade, leur fait donner une préférence bien essentielle sur les autres. Les douches se donnent toujours 2 et 3 degrés plus chaudes que les bains. En général, la température des bains minéraux doit être telle, que le malade éprouve un commencement de transpiration sensible.

Eaux le plus en usage.

Quoique l'Établissement possède les eaux les plus renommées et les plus efficaces de l'Europe, on a cependant observé que les eaux dont la nomenclature suit, sont le plus en usage, et celles qui produisent les meilleurs effets. En bains et douches on emploie :

1.º *Barèges.* — Ce sont les eaux qui dépurent et fortifient le plus ; elles réussissent très bien dans les rhumatismes, les paralysies, les engorgemens, les plaies, etc.

2.º *Bagnères de Luchon.* — Elles ont moins d'activité que les eaux de Barèges, et conviennent mieux aux tempéramens délicats et aux personnes maigres, etc.

3.º *Cauterets.* — Plus douces que les précédentes, et utiles lorsqu'il s'agit tout à la fois de calmer, de dépurer et de fortifier.

4.º *Saint-Sauveur.* — Ces eaux sulfureuses sont les plus douces et les plus savonneuses : on en fait usage pour

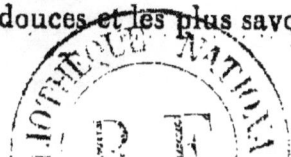

la contraction des membres, les coliques néphrétiques, les ulcères, etc.

5.º *Plombières.* — Elles ne sont pas du tout sulfureuses et sont propres à calmer les nerfs et les irritations, à assouplir la peau, à détruire les obstructions des viscères, etc.

6.º *Balaruc.* — Elles conviennent dans les paralysies, les plaies, etc. ; elles sont purgatives, diurétiques, emménagogues, etc.

Outre les eaux pour bains et douches, l'Etablissement possède encore les eaux minérales pour boisson, qui sont incontestablement préférables aux eaux naturelles transportées. Celles-ci perdent les neuf dixièmes de leurs principes volatils par le transport, tandis que les eaux factices sont toujours les mêmes ; on peut même les charger plus ou moins de gaz et de principes salutaires, suivant que le cas l'exige, et elles sont fabriquées avec le plus grand soin.

Les eaux pour boisson le plus en usage, sont :

1.º *Barèges* et *Cauterets.* — Pour dépurer et fortifier la poitrine.

2.º *Bonnes.* — Pour fortifier la poitrine et en calmer les irritations. Ces trois espèces d'eaux sulfureuses s'emploient presque toujours coupées avec le lait.

5.º Les eaux ferrugineuses de *Spa*, *Vichi* et *Passi.* — Elles sont bonnes contre les affections calculeuses, les écoulemens muqueux de la matrice, la débilité des organes digestifs, etc.

4.º Les eaux gazeuses de *Seltz Sodawater.* — Elles réussissent très bien contre le scorbut, la fièvre adynamique, l'atonie des organes digestifs, etc.

Enfin les eaux de *Sœdlitz* et *Balaruc.* — Elles purgent très bien sous un petit volume d'eau, et ont en outre l'avantage d'être chargées de gaz acide carbonique.

De la Douche ascendante.

Parmi les moyens de guérison que l'Etablissement offre au public, il en est un peu connu des habitans de Bordeaux, dont la plupart, livrés aux travaux du cabinet, sont exposés à une foule d'affections du bas-ventre, qui ne doivent leur existence qu'à la vie sédentaire.

C'est rendre un service essentiel aux personnes qui négligent de faire de l'exercice et dont les occupations développent, par accident ou autrement, des maladies d'entrailles, des engorgemens chroniques des viscères abdominaux, des constipations fatigantes, des congestions hémorroïdales, des pertes d'appétit, des vents douloureux, des digestions imparfaites, etc. , de leur indiquer un moyen aussi simple que facile, non seulement de se guérir, mais encore de prévenir ces dérangemens.

Ce moyen est la *Douche ascendante,* par le secours de laquelle on peut, dans l'espace d'une heure, faire circuler dans les entrailles une barrique d'eau, sans fatigue ni douleur; une colonne d'eau préparée pénètre dans le canal alimentaire, le rafraîchit, l'assouplit et emporte avec elle toutes les matières dont quelques-unes séjournaient depuis long-temps dans ces canaux tortueux.

De l'Electricité.

Quoique l'électricité ne soit pas toujours un moyen sûr de guérir certaines maladies, on a cependant observé que, combinée avec les eaux minérales, elle produisait souvent le meilleur effet, sur-tout dans les paralysies, les crampes, l'épaississement de la lymphe, etc.; elle est administrée par bains, étincelles, irroration, commotion, exhaustion, suivant l'état du malade.

Des bains de Vapeurs.

Les maladies de la peau, cet horrible fléau, qui de tout temps a fait le désespoir des malades, ont enfin un remède. Ce moyen curatif dont M. le docteur *Galès* a indiqué l'usage, est le soufre en vapeur. Il est difficile de parler sans enthousiasme de faits aussi merveilleux que les guérisons de ce genre. Ces faits sont attestés par un grand nombre de commissaires choisis parmi les hommes les plus habiles et les plus recommandables de la faculté de *Paris*.

L'emploi de la vapeur, résultant de la combustion du soufre, est un moyen thérapeutique qu'un grand nombre d'expériences a fait reconnaître comme un des plus efficaces contre les affections chroniques de la peau; telles que la gale, le prurigo, les dartres, la teigne, etc.; les succès obtenus par cette méthode de traitement, ont été rendus encore plus certains, par le laps de temps qui s'est écoulé depuis la guérison des malades.

L'excitation produite sur la peau, et la transpiration abondante causée par ce moyen, éloignent toute idée de répercussion ou de métastase de la maladie : des femmes enceintes, des enfans en bas âge, n'en ont éprouvé aucune incommodité.

Les appareils à vapeurs sulfureuses sont très commodes, et les bains qu'on y prend ne causent ni fatigue, ni douleur.

L'Administration des bains minéraux, jalouse de posséder tout ce qui est relatif au soulagement de l'humanité, s'est empressée d'établir de semblables appareils. Les guérisons déjà obtenues sont nombreuses et satisfaisantes.

OBSERVATIONS.

Une longue et constante expérience a établi les faits suivans:

1.º Avant de prendre les douches, il est bon de commencer par deux ou trois bains minéraux.

2.º La durée d'un bain doit être de trois quarts d'heures au moins, et d'une heure au plus. Après ce temps, il peut fatiguer le malade, sans lui être plus avantageux.

3.º Les cures se font bien dans toutes les saisons, mais préférablement dans le printemps et l'automne. Les jours tempérés sont préférables à ceux qui sont très chauds ou extrêmement froids. Cependant les cures se font bien dans l'hiver, pourvu que le malade ait soin d'éviter le froid et l'humidité.

4.º Les jeunes personnes et les enfans sur-tout, sont bientôt guéris, tandis que les personnes avancées en âge ont besoin d'un traitement plus long.

5.º Les personnes accoutumées à la dure et aux privations, guérissent plus vite que celles qui mènent une vie molle et sensuelle.

6.º Les dames guérissent plus lentement que les hommes.

7.º Les personnes maigres et faibles éprouvent plutôt les bons effets des eaux, que celles qui sont grasses ou robustes.

8.º Il faut que la température du bain soit plus chaude

pour les personnes grasses et robustes, que pour les personnes maigres ou faibles.

9.° Il arrive souvent que les douleurs augmentent dans les premiers jours qu'on prend les bains et douches ; la fièvre même peut s'ensuivre, mais c'est presque toujours un bon signe ; il se fait alors une crise salutaire qui accélère la guérison. Quelques personnes dans ce cas s'imaginent que les eaux ne leur font rien ou leur sont contraires, et elles abandonnent un traitement qui les aurait guéries, si elles avaient eu la patience ou le courage de continuer ; cependant on doit suspendre les bains pendant que la fièvre existe.

10.° Les douleurs rhumatismales récentes, celles causées par des refroidissemens et des transpirations supprimées, sont radicalement guéries par le moyen de quinze ou vingt bains et douches ; les anciennes par trente ou quarante.

11.° Les paralysies sont guéries dans les sujets jeunes, par le moyen de trente ou quarante bains et douches ; elles sont soulagées dans les vieux. Les bains pris tous les ans au printemps éloignent ou empêchent les rechutes.

12.° Les ankyloses récentes sont détruites dans peu de jours ; les anciennes sont presque incurables.

13.° Les plaies sont assez facilement guéries ; ordinairement la suppuration augmente pendant les premiers bains et douches, mais dès que la dépuration générale des humeurs est faite, la plaie se cicatrise d'elle-même.

14.° Quelques bains minéraux pris après le traitement des maladies vénériennes, achèvent de détruire le virus qui souvent ne l'est pas entièrement, et qui cause ensuite diverses maladies, d'autant plus difficiles à guérir, que la cause en est méconnue.

15.° Une douzaine de bains minéraux pris par une nourrice qui vient de sevrer son enfant, font passer entièrement son lait, et produisent un effet très avantageux.

16.° Il est souvent utile de se purger une ou deux fois, pendant l'administration des bains : c'est au médecin à décider ce cas.

17.° Il arrive le plus souvent que les malades n'éprouvent aucun soulagement pendant le traitement; mais un ou deux mois après, ils se trouvent guéris comme par enchantement.

18.° Les gales sont radicalement et promptement guéries par les bains des vapeurs sulfureuses.

19.° Les maladies dartreuses sont généralement très difficiles à guérir, lorsqu'elles sont anciennes et invétérées; il faut jusqu'à soixante bains de vapeurs sulfureuses : mais on est sûr de les extirper radicalement lorsqu'on a le courage de persévérer.

20.° Quelques bains minéraux pris avant et après les bains de vapeurs sulfureuses, hâtent et assurent la guérison des dartres.

Il est inutile de parler de toutes les autres maladies qui ont été guéries par les bains minéraux, comme faiblesses, maladies nerveuses, engourdissemens, obstructions, tumeurs, démangeaisons, épaississement de la lymphe, etc. Il est bon d'ajouter seulement, qu'il n'y a que les maladies incurables, auxquelles les eaux n'ont rien fait, mais que dans tous les autres cas où les bains sont recommandés, il en est résulté un bien constant.

Plusieurs personnes prennent les bains minéraux par principe de santé, et elles en éprouvent un bien réel, comme dépuration des humeurs, souplesse des mem-

bres, augmentation de forces, appétit et sommeil cons-
tans, préservatif contre plusieurs maladies, etc.

Rien ne prouve mieux l'utilité des eaux minérales factices que les nombreuses observations qui viennent d'être
exposées ; elles sont le fruit des plus mûres réflexions,
et ont été répétées un très grand nombre de fois. Elles
ont fondé la bonne réputation de cet Établissement, qui
s'accroît tous les ans par les cures qu'il opère dans toutes les saisons, et même pendant l'hiver.

On trouve encore dans l'Établissement des bains de
propreté, dont l'eau est très limpide et très bonne. Elle
est fournie par une des meilleures sources, et bonifiée par
les eaux pluviales. Contenue dans un très grand bas-
sin, elle est exposée à l'air et au soleil pendant plusieurs
jours de suite, ce qui la rend encore plus salutaire.

Prix des Bains et Douches.

Bain et douche d'eau minérale........... 6 fr

Abonnement de dix cartes............. 5o

Bain de vapeurs sulfureuses........... 5

Abonnement de dix cartes............. 4o

Douche ascendante................... 4

Douche d'eau pure.................... 4

Bain de propreté.................... 2

Abonnement de quatre cartes.......... 6

Bain d'eau minérale à domicile........ 3

Prix des Eaux minérales pour boisson.

Eaux sulfureuses.

Barèges, Bonnes, Cauterets, Miers, Arles, Aix-la-Chapelle, Bagnères de Luchon, Cambo, Couèche, Saint-Sauveur, Sulfurée de Naples, *à* 15 *sols la bouteille.*

Eaux ferrugineuses.

Spa, Vichi, Passi, Bourbonne, Bussang, Cransac, Mont-d'Or, Pyrmont, Pisciarelli, *à* 15 *sols la bouteille.*

Eaux salines.

Balaruc, Plombières, Bagnères de Bigorre, *à* 15 *sols la bouteille.* Sœdlitz, 8 gros, *à* 1 fr. 20 c.

Eaux gazeuses.

Seltz, Sodawater, Acidules, Gurgitelli, *à* 15 *sous la bouteille.*

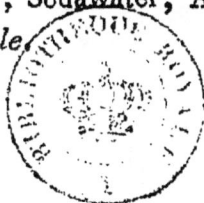